z pasji do motywacji

angelika skweres

spis treści

kilka słów od autorki

. . .

Jestem Angelika
Witaj w moim świecie

Jestem szczęśliwą żoną i mamą dwójki dzieci. Na emigracji od 7 lat. Mieszkam w stolicy Szkocji w Edynburgu, który jest dla mnie tajemniczy i magiczny. Sensem mojego życia są podróże, poznawanie ciekawych ludzi i nowych smaków.

Jestem bardzo aktywną osobą. Uwielbiam spacery, taniec i hula hop.

Do miejsca, w którym teraz jestem doprowadziła mnie moja intuicja i wiara w siłę manifestacji. Z perspektywy czasu wiem, że rozwój osobisty i świadomość swojej wrażliwości pozwala otworzyć mi się na świat i swoje potrzeby.

Z nieśmiałej dziewczyny, przeszłam długą drogę aby nabrać pewności siebie i odkryć swoje wartości, dzięki którym pokochałam siebie.

Dziś jestem i żyje Tu i Teraz.

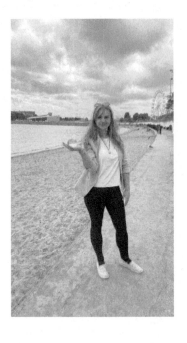

Wiem, że mogę osiągnąć wszystko to, czego pragnę.

Postanowiłam podzielić się z Tobą swoimi przemyśleniami. Pokazać na moim skromnym przykładzie, że swoje życie można zmienić i każdego dnia uczyć się czegoś nowego.

Inspiruje do zmian.

Zachęcam do rozwoju osobistego, do odnalezienia swojej pasji i trwania w niej.

Dziękuję i jestem wdzięczna, że los postawił mi Ciebie na moje drodze i absolutnie wierzę, że ta książka nie trafiła do Ciebie przypadkiem- bo wiesz przypadków nie ma – to ma jakiś głębszy sens.

Ta myśl zakiełkowała jakiś czas temu w mojej głowie. Rosła, dojrzewała aż w końcu przyszedł dzień, gdzie zaczynam tworzyć swoje pierwsze dzieło. Poczułam wewnętrzną potrzebę spisywać swoje myśli wierząc, że ta historia jest komuś potrzebna.

Jakie mam oczekiwania ?

Biec za głosem intuicji. Co przyniesie to później tylko czas pokaże.

Mówią, że kto nie ryzykuje szampana nie pije. Jeśli chociaż jednej osobie będę mogła pomóc, znaleźć swoją drogę – to będzie mój sukces.

Wierzę w siłę manifestacji. Wierzę, że jeśli się chce i działa to dzieje się magia. Codzienna wizualizacja życia o jakim się marzy wkońcu się spełni.

Będzie to książka motywacyjna. Wiem, że mam w sobie siłę do motywowania innych i inspirowania na swoim własnym przykładzie. To właśnie, że jestem autentyczna (a tak o mnie mówią osoby, które mnie znają) w swoim działaniu jest ogromną zaletą i siłą, która przyciąga ludzi.

Ale zacznę od początku...

metamorfoza

. . .

Rok 2019. Szczęśliwa mama i żona. Nie pracująca na etacie kobieta.

Bez pasji. Dom, dziecko i zakupy- tak mijał każdy dzień.

I wtedy to na wadze wyskakują magiczne cyfry 75 kg. Pojawia się szok, pot na czole i rozpacz. No ale jak to?

Przecież nie wyglądam tak źle. Brzuch faktycznie troszkę wystaje, boczki też, ale żeby aż tyle? Wiesz, zawsze moja waga była w okolicach 60 /65 kg. Winę zrzucam na geny.

Prawda jest jednak inna. Podjadanie słodyczy i niezdrowego jedzenia w dużych ilościach to jest prawdziwy winowajca.

Tak nie może być. Faktycznie na zdjęciach wyglądam mało korzystnie. Zauważam.

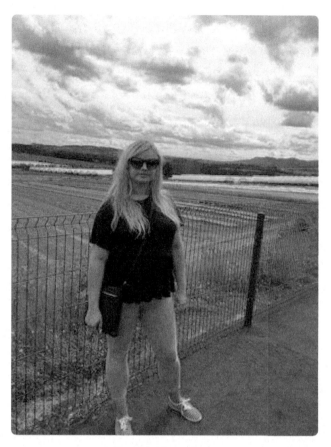

Przed metamorfozą.

Spokojnie analizuje co mogłabym robić. Zajęcia fitness odpadają, ponieważ jestem z dzieckiem w domu i czas na to nie pozwala.

Może powrót do pracy jest dobrym pomysłem? Wyjdę z domu, poszukam fizycznej pracy co sprawi, że zacznę się ruszać. Przy okazji czuje wewnętrzny głos, który mówi, że brakuje mi kontaktu z ludźmi, przewietrzenia głowy.

Siadamy z mężem i rozmawiamy.

Decyzja podjęta! Od lipca wracam do pracy.

Wiązało się to ze zmianą pracy przez mojego męża. Po

rozmowach oczywiście wspólnie podjęliśmy decyzje, że taki układ, że Ja pracuję rano a mąż wieczorami będzie nam odpowiadać. I w ten sposób nastąpiła rewolucja rodzinna.

Dzięki tej życiowej zmianie znalazłam czas dla siebie.

Jeszcze przed podjęciem pracy kupiłam miesięczny karnet na siłownie i lecę na zajęcia.

Selfie w gimnastycznym lustrze pokazuje, że jestem w odpowiednim miejscu a figury innych dziewczyn inspirują do działania.

Przez cały miesiąc chodziłam, rozruszałam się i poczułam nową energię.

Powrót do pracy zweryfikował jednak mój czas wolny i zgadzając się na 8h pracy fizycznej, czasu na siłownie po prostu nie znalazłam.

Większy ruch w pracy przerodził się w większą motywację do zrzuceniu tych nadmiernych kilogramów. Znalazłam na YouTube ćwiczenia i podjęłam wyzwanie.

Powiem Ci, że byłam z siebie dumna i szczęśliwa, że wzięłam udział w tym wyzwaniu i bez wymówek ćwiczyłam każdego dnia z przerwami na regenerację. Ćwiczenia w domu bardzo mi odpowiadały, bo trenowałam 30-40 minut dziennie. Nie traciłam czasu na dojazdy do i z siłowni więc dla mnie było to rozwiązanie idealne.

Z czasem zakupiłam zegarek, który liczy kroki i to motywowało jeszcze bardziej – codzienna kontrola kroków sprawiała, że podjęłam kolejne **wyzwanie** w osiąganiu wyższych rekordów.

Social Media stały się dla mnie miejscem gdzie mogłam poznać innych ludzi, podpatrzeć ich efekty i zaczerpnąć motywacji do dalszego działania.

Odważyłam się pokazywać swoją walkę o lepszą sylwetkę, mimo, że moja figura idealna nie była. Na początku mało kto komentował, interesował się. Słyszałam tez uszczypliwe teksty „przyjaznych" osób, które chciały wbić szpilę troszkę drwiąc czy dziwiąc się, że tak skaczę i pocę się. Dziś wiem, że te słowa mnie **wzmocniły.** Ja szłam naprzód a one stały w miejscu.

Po kilku tygodniach tej ciężkiej walki na macie przyszły efekty.

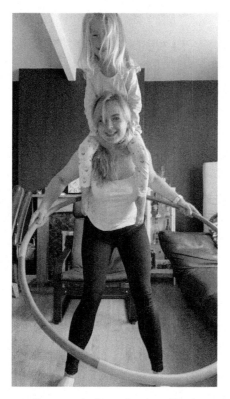

Po przemianie - cała szczęśliwa!

Co czułam? **Zmianę samopoczucia i przypływ sił.** Później zauważyłam, że ubrania stają się luźniejsze. To ładowało mnie siłą mocniejsza niż cokolwiek. Czułam, że mogę góry przenosić i chciałam więcej.

Wtedy tez zauważalne były moje pierwsze wizualne efekty przez inne osoby.

I się zaczęło;

„Angelika podziwiam Cię"

„Wow wyglądasz pięknie"

„Angelika, a jak zacząć?"

I to było coś co znowu uderzyło jak „piorun z jasnego nieba"

Poczułam, że jestem inspiracją i motywacją. Dodało mi to skrzydeł i jeszcze większej wiary w swoje możliwości. Pisząc to teraz wchodzę na wyższe wibracje.

Wiedziałam jednak, że nie mogę popaść w samo zachwyt.

Trenowałam dalej i z większą motywacją prowadziłam Social Media i pokazywałam swoje efekty światu. Często wysłałam najbliższym koleżanką moje osiągnięcia i słyszałam prawdziwe i szczere słowa otuchy.

Bałam się, żeby moja radość nie została odebrana w sposób tak, że się chwale, żeby mi zazdroszczono – **chciałam być po prostu inspiracją!**

Grono osób, które korzystało z moich rekomendacji treningowych zaczynało ruszać się z kanapy. Coraz częściej słyszałam, że motywuje, że dzięki mnie wiedzą, że to wszystko ma sens.

Wtedy też poczułam, że cytat -

„Nie rezygnuj z czegoś co wymaga czasu - czas i tak przeminie"

- staje się czymś, co mnie odzwierciedla.

Tekst został ze mną do tej pory.

Po miesiącach walki o lepszą siebie, na wadze zobaczyłam 63 kg i wtedy zrozumiałam, że nie tylko moja figura, ale również moje życie się zmieniło.

Stałam się odważniejsza, emanowałam pewnością siebie. Tryskałam energią i seksapilem. Byłam szczęśliwą mamą i żoną. Czułam się piękną kobietą.

Z odwagą zaczęłam nosić spódniczki i obcisłe spodnie.

Czułam się piękna.

Sodówka jednak mi nie uderzyła, wciąż w środku byłam tą samą skromną dziewczyną. Cały czas chciałam motywować do zmiany i wiary we własną siebie.

Co to jest motywacja? To bodziec, który uruchamia energie, która jest potrzebna, aby podjąć wysiłek i wykonać określone działanie.

Motywator poznaje jaki cel dana osoba chce osiągnąć i podsuwa pomysły, narzędzia, aby dążyć do jego realizacji.

Tym właśnie się stałam.

telefonem pstrykane

. . .

Zmiany goniły kolejne zmiany. Na mojej życiowej ścieżce pojawiło się nowe zainteresowanie. Fotografia

Mimo że, byłam (nadal jestem) amatorem lubię te moje idealnie nieidealne zdjęcia.

Potrafiłam dostrzegać szczegóły i później je fotografować w sposób nieprzerysowany.

Przyszedł czas na kolejne wyzwania tym razem fotograficzne. Co wtorek biorę w nich udział i wstawiam tematyczne zdjęcia.

Dzięki temu miałam możliwość poznać nowe osoby, które dzieliły się swoimi pomysłami.

Zastanawiałam się, gdzie mogłabym uchwycić te piękne kadry i zaczęliśmy podróżować. Oczywiście, podróże i wycieczki towarzyszyły mi od zawsze, ale wtedy każdy weekendowy wyjazd kusił pięknymi obrazkami.

Dzięki temu mogłam uwieczniać piękne miejsca i momenty z życia naszej rodziny.

Prowadziłam social media cały czas, więc de facto na moim profilu

pokazywałam fotografie z naszych wypraw.

„Ale piękne miejsce – gdzie to?"

„Piękny kadr"

„Angelika a co to za kula? Gdzie można to kupić"

„Masz talent do robienia tych zdjęć i widać, że to lubisz"

„Czy mogłabyś udostępnić mi to zdjęcie, a ja ustawie na tapetę? Jest boskie"

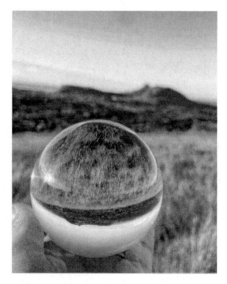

Jedno z moich zdjęć. Tak się zrodziła prawdziwa pasja.

Po raz kolejny poczułam ten dreszcz. Po raz kolejny moja skromna osoba zaciekawiła kogoś. **Poczułam, że to co robię z miłością ma sens i dla kogoś jest tak samo piękny w odbiorze jak i dla mnie. Miałam świadomość, że pokazałam coś co wzbudziło zainteresowanie i być może zachęci do działania i rozwoju. Doda odwagi. To było cudowne uczucie.**

zagubiona w macierzyństwie

. . .

Moje życie nie jest tak idealne jak się może wydawać.

Zaczęło się ze mną coś dziać w środku.

Zachowanie córki doprowadzało mnie do szału. Dosłownie.

4 latka wyprowadzała mnie z równowagi tak, że nie potrafiłam opanować słów i złości. Późnej oczywiście miałam wyrzuty sumienia. Przepraszałam córkę za swoje zachowanie. Rozpieszczałam, żeby odkupić winy. Nie rozumiałam o co chodzi dziecku, ale nie rozumiałam też samej siebie.

I taka karuzela była przez pewien czas. Nie radziłam sobie z emocjami.

Zdecydowałam się pójść do psychologa.

Diagnoza:

Ma Pani w domu wysoko wrażliwą córkę. Córka czuje inaczej, więcej. Potrzebuje większej uwagi, zrozumienia.

Po dalszej rozmowie, wyjaśnieniu co to w ogóle jest ta wysoka wrażliwość, zrobiłam test Ja.

Pani również jest WWO, ale przez lata nieakceptowania

przez towarzystwo, nauczyła się Pani żyć w sposób taki jaki oczekuje od Pani społeczeństwo, a nie taki jak Pani czuje naprawdę.

Co to jest ta wysoka wrażliwość?

Informacje, bodźce emocje przyswajalne mocniej, głębiej niż u osób przeciętnie wrażliwych.

Delikatniejszy system nerwowy sprawia, że odczuwam i długo analizuje wydarzenia i słowa. Potrafię godzinami przeżywać codzienne sytuacje, w głowie układać różne rozwiązania i scenariusze. Męczy mnie hałas i duża liczba osób w tym samym miejscu i czasie. Moja intuicja od początku potrafi wyczuć dobre osoby, ale wyczuwam również te toksyczne zamiary na odległość. Poświęcę temu tematowi oddzielny rozdział.

Zaczęłam czytać książki, artykuły, poznawać inne osoby, uczestniczyć w webinarach.

Poznałam teorie a teraz czas wdrożyć nią w życie.

Powoli uczyłam się traktować córkę w sposób, w jaki mi radzili psychologowie.

Nie krzyczałam a tuliłam.

Rozmawiałam.

Akceptowałam.

I to zadziałało! Moje dziecko nie było już dla mnie denerwujące! Nauczyłam się nazywać nasze emocje. Zmieniłam swoje nastawienie przede wszystkim.

Po tygodniach nauki obsługi na nowo mojej córki przyszedł czas na prace nad sobą.

kilka słów o wysokiej wrażliwości

. . .

Wysoko wrażliwa osoba - określenie osoby, która ma nadwrażliwy układ nerwowy, dzięki czemu przyczynia się do szybszego i głębszego przebodźcowania, przejmowania emocji i ich nadmiernym analizowaniem.

Wysoka wrażliwość to cecha, a nie choroba. Można powiedzieć, że to zestaw cech, które wpływają na sposób w jaki postrzegamy świat i ludzi. Zdecydowanie mocniej przetwarzamy bodźce sensoryczne.

Osoby, które są wysoko wrażliwe nadmiernie analizują każdą życiową sytuację - tą dobrą i tą gorszą. Analiza sytuacji, słów naprawdę potrafi zająć mocno naszą głowę na długi czas. Pisane w głowie są różne scenariusze jak mogłaby inaczej wyglądać dana sytuacja. WWO potrafi zauważać szczegóły, które w zwykłych warunkach czy przez innych ludzi nie były by wcale zauważone. Nadmierne myśli nie pozwalają skupić się na codziennych sytuacjach czy śnie, bo w głowie jest "analiza", ponieważ umysł chce mieć nad wszystkim kontrole.

Przestymulowanie

Ostre światło, nieprzyjemny czy mocny zapach, uciążliwy hałas - osoba z wysoką wrażliwością nie czuje się dobrze w takich miejscach, a w głowie planuje jak najszybszą ucieczkę. Po całym dniu pełnym emocji i bodźców z zewnątrz WWO potrzebuję wyciszenia i samotności.

Osoby wysoko wrażliwe bardzo łatwo i trafnie potrafią odczytywać emocje innych

Bardzo łatwo emocje innych mogą przejść na osobę. Z doświadczenia wiem, że często stawiamy dobro innej osoby ponad nasze, współczujemy z tym co inna osoba czuje i bierzemy na swoje barki problemy innych.

Wysoko wrażliwe osoby wyczuwają tzw. wampiry energetyczne. Potrafią od samego początku poczuć, że dana osoba jest toksyczna i nie czuć się dobrze w jej towarzystwie .

Wrażliwość na szczegóły- zachwyt nad przyrodą, naturą to coś co współgra z duszą wwo.

Potrafią takie osoby dostrzegać piękno nieba, kolory liści itp. co dla innych może nie być wcale tak ważne.

Osoby z wysoką wrażliwością potrafią podejmować bardzo trafne decyzje, ponieważ są niesamowitymi obserwatorami i potrafią łączyć przysłowiowe kropki a wyczulona intuicja przynosi najlepsze rozwiązania.

Uważa się, że wysoko wrażliwi są bardziej kreatywni, są dobrymi organizatorami i wykonują swoją prace z dużą dokładnością i starannością.

Osoby są pewne siebie i swoich racji, często podejmują się samorozwoju. Działają z miłością do świata i ludzi.

rozwój osobisty i wielka zmiana

. . .

Przeglądając strony internetowe trafiłam na tematykę związaną z rozwojem osobistym, afirmacją, manifestacją przyszłości, energią, toksycznymi ludźmi, wdzięcznością i miłością do siebie.

Kupiłam e-Book związany z tą nową dla mnie tematyką i zaczęłam wdrażać w życie. **Byłam jak na fali, która mnie niosła, dostałam nową siłę do działania, ktoś mi dmuchał w skrzydła a ja chciałam więcej coraz więcej. To mnie pozytywnie uzależniło.** Niesamowite doświadczenie, że takie porady, które z jednej strony banalne tak mnie ładowały energetycznie.

Tydzień bez marudzenia – wyzwanie pierwsze.

Jakie to było trudne. Z każdym dniem łapałam się na tym, że na małe i błahe rzeczy potrafiłam narzekać. Okazało się, że jestem ogromną marudą.

„nie znowu poniedziałek"

„Kolejny dzień pada? Nie lubię deszczu"

„Dziś to trochę za gorąco" Mogłoby być kilka stopni mniej"

Mogłabym tu wymieniać.

Takie marudzenie obniża nasze wibracje energetyczne.

Nie jest łatwo nie narzekać – zdaje sobie z tego sprawę, ale uwierz regularne pilnowanie się, zrobi porządek w głowie a życie bez narzekania stanie się piękniejsze.

Jak sobie pomóc?

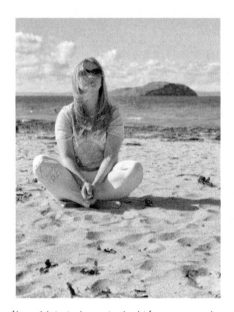

Rozwój osobisty to inwestycja, która zawsze się opłaci.

Ja robiłam tak, że jak chciało mi się marudzić czy narzekać próbowałam obrócić to w pozytywną stronę.

Np. kiedy padał deszcz – mówiłam sobie, że jutro będzie lepsza pogoda a deszcz potrzebny.

Kiedy stałam w korku – wsłuchiwałam się w muzykę, która leciała w radio i powtarzałam, że lepiej bezpieczniej dojechać do domu chwilę później, niż przez nerwy spowodować stłuczkę.

Tu znowu mogłabym pisać, ale teraz daje Ci chwilę na analizę tych sytuacji w głowie.

Dziś powiedz bliskiej osobie komplement.

Próbuje. Mówię częściej dzień dobry, miłego dnia. Komentuje piękny kolor sweterka lub paznokci. Witam się każdego dnia z moimi obserwatorami oraz wysyłam sms bliskim by mieli dobry dzień. Dziś sami wysyłają mi jako pierwsi takie powitania i to jest cudowne. Zauważyłam, że wielu ludzi nie potrafi przyjmować komplementów, nie wie jak się zachować wtedy, gdzie jest ten przysłowiowy haczyk. **Ja ucząc się najpierw te komplementy mówić, uczę się również je przyjmować.**

Ubierz się na kolorowo.

Działa to. Kolorowa bluzeczka nadaje innej energii niż taka szarość czy czerń. **Ubierając się na kolorowo wyłaniamy się z tłumu, jesteśmy bardziej interesujący do otoczenia a my sami nabieramy większej pewności siebie.** Polubiłam się z różową marynarką, w której czuje się komfortowo.

„Wdzięczność"

To nie było takie łatwe. Za co dziękować, skoro przeleżałam deszczowy dzień w domu? Teraz mogę wymienić wiele rzeczy za co jestem wdzięczna – jedną z Nich jesteś Ty na mojej drodze. **Nauczyłam się dziękować za małe rzeczy.** Za poranną kawę, za słoneczny dzień, za miły uśmiech kierowcy autobusu, który zatrzymał się gdy widział, że odrobinkę spóźniłam się na autobus i biegnę jak szalona.

Medytacja

Pamiętam moją pierwszą medytacje.

Trwała ona 10 minut a ja miałam wrażenie, że skończyła się w przeciągu kilku sekund.

Medytacja prowadzona pod hasłem zrelaksuj się przed snem. Nie wiedziałam czego mam się spodziewać, ponieważ nigdy wcześniej nie zagłębiałam się w ten temat.

Nauka świadomego oddechu, wyciszenia myśli. Czułam jak mój oddech dociera do każdej części mojego ciała i złe emocje ustępują.

Najbardziej lubię medytować w blasku świec przy spokojnej medytacji prowadzonej. Latem uwielbiam uciekać do natury i tam spokojnie wsłuchiwać się w głos jaki płynie z mojego serca.

Na popularnym kanale jest dostępnych wiele medytacji z różnymi prowadzącymi. Można tez włączyć tylko relaksującą muzykę i samej zagłębić się w swoje emocje i myśli. Mówić sobie to czego chciałoby się osiągnąć podczas spotkania ze swoim wnętrzem.

Medytować można siedząc w cichym i ciemnym pokoju w blasku świec. Można medytować na łące, nad morzem czy podczas spaceru. **Najważniejsze jest to zatrzymać się. Zajrzeć w swoje emocje a oddechem dotrzeć do każdej części ciała.**

Pamiętajmy, że to jest czas dla nas. Czas, który możemy wykorzystać by odgonić złe myśli i napełnić się dobrą energią oraz odnaleźć wewnętrzny spokój.

. . .

Powtarzaj, że jesteś w najlepszej dla siebie rzeczywistości, że otaczasz się samymi dobrymi osobami.

Głęboko wierzę, że w każdej sytuacji jestem w odpowiednim miejscu. Złe chwile i sytuacje traktuje jako lekcje oraz wyboistą drogę do idealnego miejsca podróży.

Praca przez kilka tygodni dała taki efekt, że faktycznie zaczęłam się zmieniać mentalnie.

Czułam wdzięczność za tak banalne rzeczy jak możliwość wypicia ciepłej kawy. Osoby na mojej drodze „dziwnym trafem" były dla mnie zawsze uśmiechnięte i miłe, często ze mną rozmawiały.

Osoby toksyczne znikały albo sama je wypuszczałam z mojego towarzystwa i przestałam przejmować się ich opinią.

Zaczęłam pisać na ten temat na moim profilu społecznościowym.

Poznawałam osoby z piękną duszą, dobre od których biła miłość.

Bratnie dusze, które od pierwszego „cześć" stawały się tak bliskie jakbyśmy się znały lata.

Coś się dzieje? Magia? Kosmos?

Te przyciąganie pozytywnych myśli naprawdę działa. **Weszłam na wyższe wibracje, bo czułam się szczęśliwa i naładowana pozytywna energia a to przyciągało więcej tych pozytywnych przeżyć.**

Myśl pozytywnie

To jedna z pierwszych rzeczy, która zmieniłam wchodząc w samorozwój. Od myśli wszystko się zaczyna.

Pokaże ci to na banalnie prostym przykładzie.

· · ·

Sytuacja bez pozytywnego myślenia

Piątek. Uświadamiasz sobie, że to piątek 13stego i do głowy nachodzą myśli, że będzie prześladować Cię pech.

Idziesz do kuchni, włączasz expres do kawy a tam „dolej wody" złościsz się, bo myślisz ze Twój pechowy dzień właśnie się zaczął. Nalewasz tą wodę nerwowo, przy okazji rozlewając ją na około. W głowie burza brzydkich słów. Po chwili wyskakuje komunikat „brak kawy" – teraz już jesteś przekonana, że dzień jest skazany na porażkę. Frustracja sięga zenitu a poranna kawa nie smakuje tak dobrze bo już jesteś spóźniona do pracy.

Sytuacja z pozytywnym myśleniem

Piątek trzynastego. Budzisz się i mówisz i głęboko wierzysz, że będzie to piękny i dobry dzień.

Idziesz do kuchni, włączasz expres do kawy a tam „dolej wody" – spokojnie nalewasz tą wodę. Po chwili wyskakuje komunikat „brak kawy" nie marudząc otwierasz paczkę ziarnistej kawy, gdzie uderza Cię aromatyczny zapach - Twój zmysł szaleje. Teraz można zrobić poranna kawę.

Widzisz zależność od tego jak wygląda ta sama sytuacja w zależności od Twojego nastawienia?

Taki przykład można przełożyć na każdą życiową sytuacje.

Wszystko zależy od pozytywnych myśli. One przyciągają do naszego życia kolejne pozytywne rzeczy. Oczywiście, nie jest tak, że te gorsze rzeczy nagle dziać się nie będą, ale nasza głowa tak będzie zaprogramowana na pozytyw, że te sytuacje będziemy odbierać w zupełnie inny sposób.

Od myśli wszystko się zaczyna.

Często ona jest taką pierwszą iskrą do działania. Do rozpoczęcia czegoś pięknego.

Wszechświat daje nam to o co prosimy, dlatego tak ważne są te pozytywne myśli.

Musisz spróbować sama. Powodzenia.

Manifestacja/ afirmacja

Co to znaczy?

W myślach widziałam swoje życie czy daną sytuację taką jaką sobie wymarzyłam.

Z perspektywy czasu mogę Tobie powiedzieć, że pisząc pierwsze notatki dotyczące tej książki, również oczami wyobraźni i sercem wierzyłam, że kiedyś te moje małe dzieło ujrzy światło dzienne.

Głęboko wierzyłam, że zajdę w druga ciąże.

Po kilku miesiącach zobaczyłam upragnione dwie kreski.

Byłam najszczęśliwszą osobą na świecie. Wiedziałam, że to siła

pozytywnych myśli. Tak, zdecydowanie moja determinacja i pewność tego czego chcę tu pomogła. Dziś już jestem mamą ślicznego synka. Cała ciąża jak i poród były bardzo świadomym doświadczeniem.

Później kolejną manifestacją była rozbudowa społeczności na Instagramie, poznawanie nowych ciekawych ludzi.

Tworzyłam nowe wartościowe projekty. Jednym z nich był cykl rozmów „Kobiety z pasją". Zapraszałam różne kobiety, które miały swoje hobby, zainteresowania i stawiały siebie na pierwszym miejscu. Rozmawiałyśmy na tematy rozwoju osobistego, gdzie opowiadały jak uwierzyły w siebie i zmieniły swoje życie. Stały się „Przewodniczkami" swojego życia. Była rozmowa z mamą trójki dzieci, która nie chciała być przedstawiona jako mama – chciała być pokazana jako kobieta idąca do celu po marzenia. Rozmawiałam również z seksuolożką, która opowiadała o kobiecości, seksapilu i o tym czy są jeszcze tematy tabu.

Wszystkie te rozmowy sprowadzały się do jednego. Pokazywały jak każda z nas jest wartościowa.

To nie przypadek – to znak

Wierzę, że los daje Nam znaki. Wielokrotnie znajdywałam odpowiedź na moje rozterki w postaci pisanego tekstu jakby z odpowiedzią na moje pytanie. **Liczby na zegarze, czy pióro traktowałam jako odpowiedź.** Tęcza pojawiała się w ważnych momentach, w których tak bardzo potrzebowałam potwierdzenia swoich decyzji.

Osoby, które spotykałam na swojej drodze często okazywały się bratnimi duszami. Wielokrotnie podczas pierwszej wymiany zdań miałyśmy wrażenie, że znamy się lata. Ta sama wibracja energetyczna i te same przekonanie, że poznałyśmy się po coś.

Natura

Zawsze lubiłam morze, piasek, leżenie i opalanie się. Wakacje czy letni wyjazd tylko gdzieś gdzie woda. Podczas swojego rozwoju zrozumiałam, że las i góry zaczęły ciągnąć mnie bardziej niż kiedykolwiek. Oczywiście nadal uwielbiam wpatrywać się w fale i słuchać tego odprężającego szumu, jednak po oddech i reset myśli uciekałam w cisze lasu. **Zapach świeżego powietrza, śpiew ptaków, szum drzew, płynący strumyk to idealne połączenie przy, którym świadoma medytacja i oddech miały jeszcze większą moc.**

workbook – zaplanuj swoją zmianę

. . .

Oddaje w Twoje ręce workbook, który pomoże Tobie spełnić Twoje marzenia i otrzymasz motywację do działania.

Przeszłam pewną, niełatwą drogę do miejsca, w którym teraz jestem.

Czego potrzebowałam najwięcej i najmocniej?

MOTYWACJI!

Teraz mam siłę i odwagę dać ją Tobie!

Skąd ją czerpie?

Od pozytywnych, uskrzydlających opinii. To one dają siłę i wiarę, że moja pasja ma sens. Motywuję do rozwoju i pracą nad sobą, Motywuję do podjęcia życiowych zmian, które pozwolą żyć w sposób taki o jakim marzymy, ale boimy się odważyć, zaryzykować bo obawiamy się porażki bądź opinii innych ludzi.

Przestań się bać. Lęk jest silnym doradcą, ale nie powinien być przeszkodą do osiągnięcia zamierzonego celu.

Zacznij od małego kroku i tymi malutkimi krokami idź. Z czasem będziesz robić większe i odważniejsze kroki.

Nie oglądaj się na to co powiedzą inni bo INNI nie przeżyją za Ciebie życia.

Uwierz, że później staniesz się inspiracją, jak zobaczą jak świetnie Ci idzie.

Na pewno masz coś takiego jak wewnętrzny głos w głowie, który podsyła jakiś szalony pomysł.

Powiem Tobie, że niesamowicie wierze w swoją intuicje.

Jeśli jakaś myśl do Ciebie przyszła, to nie bez powodu ona zakiełkowała w Twojej głowie.

Ona będzie się nasilać. Twoja podświadomość będzie chciała zacząć działać mimo, że Twoje ego będzie chciało to uciszyć.

Zapewne znasz cytat, że lepiej żałować, że coś się zrobiło, niż żałować, że tego się nie zrobiło.

Jeśli spróbujesz a się nie uda, będziesz wiedzieć, że dałaś z siebie wszystko, że zawalczyłaś. Dopóki się walczy jest się zwycięzcą.

Skąd czerpać motywacje?

Otaczaj się ludźmi, którzy mają pasje i sami zmieniają swoje życie. Takie osoby, które przeszły jakąś drogę wesprą Cię dobrym słowem, dadzą podpowiedź. Wyeliminuj ze swojego życia toksyczne i zazdrosne osoby, które wnoszą złą energie.

Wiara w siebie czyni cuda. To, że jesteś w tym miejscu już jest Twoim sukcesem, więc głowa do góry, pierś do przodu i będzie dobrze.

· · ·

Planujesz zadbać o sylwetkę, ale rezygnujesz, bo wydaje Ci się, że wymarzona figura jest nieosiągalna? Często jest właśnie tak, że rezygnujemy z czegoś co wymaga czasu. Oczekujemy efektów natychmiast. **Systematyczność, wiara w siebie oraz wytrwałość to pozwoli nam osiągnąć to czego pragniemy.**

Planujesz zmienić pracę, ale boisz się, że coś się nie uda?

Zmiany są potrzebne, a jeśli poczułaś chęć zmiany to znaczy, że w swojej obecnej nie czujesz się dobrze, zarabiasz za mało lub czujesz, że chcesz iść dalej. Zawalcz o swoje lepsze jutro. Zrób ten pierwszy krok.

Planujesz rozwój konta na social media w celu pozyskiwanie nowych klientów? Wyjdź ze strefy komfortu i otwórz się na nowe technologiczne nowinki. Każdy z nas kiedyś po raz pierwszy wstawił zdjęcie, zaczął mówić do swoich odbiorów, czy pokazywać coś czego mało kto się spodziewał.

Pokazałam tu łatwe, przyziemne i codzienne sprawy, które tak naprawdę mimo swej prostoty okazują się nie lada wyzwaniem. Działaj. Zrób pierwszy krok i pamiętaj, że każdy z Nas stał kiedyś na tej samej linii startu.

Pytania i zadania, które pozwolą Ci w rozwoju:
Mój cel

Moje obawy

Co najbardziej Cię blokuje do realizacji planów?

. . .

Jakie są Twoje myśli, jeśli po raz kolejny odkładasz marzenia na później?

Jakie działania powinnaś podjąć by zacząć realizować cele?

Co Twoim zdaniem myśli i czuje osoba, która odnosi sukcesy?

Czy masz osobę, która poratuje Cię w chwilach kryzysu?

Zadania, w których wytrwałam.

Pozytywne zmiany jakie nastąpiły.

Plany, które odpuściłam.

Co mogłam zrobić lepiej?

3 osiągnięte sukcesy

. . .

Za co mogę być wdzięczna?

Czy jestem gotowa zmienić swoje życie?

10 kroków do szczęścia

. . .

1. Zacznij działać dziś

Nie czekaj na lepszą okazje, na kolejny poniedziałek. Dziś jest ten dzień, który może zmienić Twoje życie.

2. Otwórz się na zmiany

Pozwól aby dobre zmiany które idą do Ciebie, nie napotkały na zwątpienie i ten głos w głowie, który podpowiada, że nie warto. Nie rezygnuj.

3.Zacznij dobrze dzień

Rozpocznij dzień od ciepłej wody, kawy, świadomego oddechu czy wyjścia na ogród – ustal swój codzienny poranny rytuał, który napełni Cię pozytywną energią już od samego rana.

. . .

4. Afirmuj pozytywnie

Powtarzaj, że jesteś w najlepszej dla siebie rzeczywistości. Stwórz swoją listę afirmacji na każdy dzień tygodnia.

5.Pokochaj naturę

Celebruj każdą chwilę na świeżym powietrzu. Złap promienie słoneczne. Podziwiaj kwiaty jakie rosną w Twojej przestrzeni. Wsłuchaj się w śpiew ptaków.

6.Odpuszczaj

Naucz się odpuszczać. Nie każ się za niezrealizowane zadanie.

7. Akceptuj emocje

Te pozytywne i negatywne. Pozwól sobie na płacz, wyładuj złość poprzez aktywność fizyczną. Mów o swoich radościach.

8 Male cele

Wyznaczaj realne cele. Małymi krokami do przodu.

9 Bądź sobą

Nie udawaj nikogo. Nie walcz ze swoim ja. Zaakceptuj siebie taką jaką jesteś. Jestem wspaniała i wyjątkowa.

10 Pokochaj siebie

Zawsze z miłością traktuj siebie.

z miłością i wdzięcznością

. . .

I tak o to prosto z serca, z wiarą i intuicją powstał ten pamiętnik. Jestem jeszcze silniejszą i pewną siebie osobą niż wczoraj.

Tą opowieść traktuje jako piękną przygodę.

Coś na co zdobyłam odwagę, mimo że, lata temu nawet nie pomyślałabym, że mam w sobie taką siłę by opisać swoją drogę.

Działać na każdym etapie i w każdym aspekcie życia.

Odważyć się marzyć i mieć odwagę spełniać te marzenia.

Czerpać inspiracje z innych i nie bać się zrobić kroku na przód.

Czy powstanie kolejna część?

Tak! Będzie to kolejna inspirująca opowieść na temat macierzyństwa.

Te kilka stron to początek i krótki wstęp.

. . .

W głowie wiele myśli, które aż proszą się, żeby je spisać i puścić w świat.

Energia płynie, a z nią przychodzą nowe osoby, wydarzenia, które tak bardzo zmieniają.

Z wdzięcznością i miłością,
   Angelika

zaplanuj swoją
metamorfozę

. . .

To jest miejsce dla Ciebie. Zapisuj tutaj swoje codzienne przemyślenia, sukcesy i porażki. Możesz też zamieścić afirmacje, które motywują Ciebie do działania.

Powodzenia!

Twoja metamorfoza

Twoja metamorfoza

Twoja metamorfoza

Twoja metamorfoza

Twoja metamorfoza

Twoja metamorfoza

Twoja metamorfoza

Twoja metamorfoza

Twoja metamorfoza

Twoja metamorfoza

Twoja metamorfoza

Twoja metamorfoza

Twoja metamorfoza

Twoja metamorfoza

Twoja metamorfoza

Twoja metamorfoza

Twoja metamorfoza

Twoja metamorfoza

Twoja metamorfoza

Twoja metamorfoza

Twoja metamorfoza

Twoja metamorfoza

Twoja metamorfoza

Twoja metamorfoza

Twoja metamorfoza

Twoja metamorfoza

Twoja metamorfoza

Twoja metamorfoza

Twoja metamorfoza

Twoja metamorfoza

Twoja metamorfoza

Twoja metamorfoza

Twoja metamorfoza

Twoja metamorfoza

Printed in Great Britain
by Amazon